VULGARISATION SCIENTIFIQUE

LA

NOTICE MÉDICALE

DES GENS DU MONDE

A VICHY

NOTIONS SUR LES PRINCIPALES QUESTIONS SOULEVÉES
PAR L'ÉTUDE DES EAUX MINÉRALES

PAR UN MÉDECIN NON CONSULTANT

TRIBUTAIRE DES SOURCES DE VICHY

> « ... S'il est un sujet où l'observateur
> doive encore attendre en silence que la
> science ait dit son mot et formulé ses
> théories, c'est surtout l'emploi médical
> des Eaux minérales. »
> DURAND-FARDEL, *Lettres Médicales sur Vichy*.

LIMOGES

IMPRIMERIE Ve H. DUCOURTIEUX

5, RUE DES ARÈNES, 5

—

1877

LA

NOTICE MÉDICALE

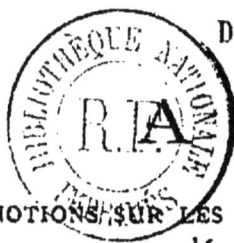

DES GENS DU MONDE

VICHY

NOTIONS SUR LES PRINCIPALES QUESTIONS SOULEVÉES
PAR L'ÉTUDE DES EAUX MINÉRALES

PAR UN MÉDECIN NON CONSULTANT

TRIBUTAIRE DES SOURCES DE VICHY

> « ... S'il est un sujet où l'observateur
> doive encore attendre en silence que la
> science ait dit son mot et formulé ses
> théories, c'est surtout l'emploi médical
> des Eaux minérales. »
>
> DURAND-FARDEL, *Lettres Médicales sur Vichy.*

LIMOGES

IMPRIMERIE Ve H. DUCOURTIEUX

5, RUE DES ARÈNES, 5

1877

AU LECTEUR

La plupart des ouvrages publiés à Vichy sur les eaux si renommées de cette station semblent s'être proposé d'instruire théoriquement et pratiquement à la fois malades et médecins.

La tâche, on peut l'affirmer, était pleine de difficultés dont bien peu ont été évitées, si l'on juge les œuvres du point de vue des profanes, c'est-à-dire des malades non médecins.

Combien en compterait-on, en effet, parmi ces derniers qui comprendraient aisément dans toutes leurs parties les livres rédigés à leur usage?

Sans faire injure à leur capacité d'intuition scientifique, nous sommes convaincu qu'ils se trouvent arrêtés à chaque page, tantôt par une expression technique, tantôt par une considération théorique ou de science pure; le plus souvent par des questions trop ardues de chimie, de physiologie, de pathologie et d'anatomie pathologique.

Tout cela a bientôt rebuté l'homme étranger à une science aussi complexe, et le livre est fermé pour n'être plus ouvert. Le médecin étranger à la pratique thermale profite, a peu près seul, de l'enseignement, d'ailleurs très bien présenté, que lui offrent ses confrères.

Nous n'avons point tenté, quant à nous, de faire mieux que nos devanciers dans la même voie, d'abord, en toute humilité, parce que nous ne pourrions faire aussi bien. Estimant toutefois qu'il fallait choisir entre les profanes et les médecins, nous avons pensé qu'il y avait lieu de fournir en quelques pages spécialement destinées au public non médical, les élémens d'une initiation aux questions si importantes que soulève l'étude des sources de Vichy.

Il est bien entendu que cette notice, presque entièrement théorique, n'a aucune prétention à diriger un traitement, et, par suite, qu'elle ne saurait contenir à ce sujet qu'un conseil (le meilleur pour le malade) : celui de se confier à l'expérience toute spéciale d'un médecin de la station.

Présenter des indications rapides sur la composition, les propriétés et les effets connus des eaux; esquisser les doctrines principales qui se sont produites dans la thérapeutique (1) hydro-minérale; démontrer la complexité et l'activité d'une médication que les malades auraient le plus grand tort d'accepter légèrement et de suivre sans une direction autorisée; tel est donc le but restreint mais utile que nous nous sommes efforcé d'atteindre.

Les notions générales exposées dans cette très courte brochure devraient, il nous semble, faire obligatoirement partie du bagage scientifique de l'homme du monde à Vichy; elles aideraient peut-être à le préserver de l'influence au moins illégitime qu'exercent, à l'insu même des gens intelligents, ces tyrans de la table d'hôte *passés docteurs de par leur audace.*   **J. Bn.**

_____

(1) La thérapeutique est celle des sciences médicales qui étudie le traitement des maladies.

LA NOTICE MÉDICALE

DES GENS DU MONDE

A VICHY

I

Notions préliminaires. — Eaux minérales de Vichy. — Composition
chimique. — Température et débit des principales sources.

Les eaux minérales sont des eaux char-
gées de principes minéraux empruntés aux
terrains qu'elles ont traversés.

« Dans certaines localités, dit M. Ger-
» vais, de l'Institut, ces eaux se déversent
» naturellement au dehors par suite de
» l'inclinaison des couches qu'elles traver-
» sent ou des coupures du sol qu'elles ren-
» contrent sur leur trajet. On peut aussi
» aller les chercher à une certaine distance
» et les aménager, ce que l'on appelle les
» capter. » (*Cours élémentaire de géologie.*)

Toutes les eaux minérales auraient la
même origine si, comme le pense Elie de
Beaumont, elles arrivent à la surface de la

terre par les canaux d'anciens volcans sou-
terrains.

A Vichy, que les sources soient naturelles ou obtenues artificiellement par des
forages artésiens, elles ne présentent, les
unes comparativement aux autres, que des
différences insignifiantes au point de vue de
leur composition chimique qui est uniforme,
variant seulement quant aux proportions de
leurs principes constituants.

Le bassin qui les renferme est d'une con-
tenance considérable, et les générations d'un
avenir éloigné sont assurées, comme de
nos jours, d'une précieuse abondance.

« Partout où l'on a sondé dans une éten-
» due d'environ dix kilomètres autour des
» sources de Vichy, on a trouvé des sources
» alcalines gazeuses analogues à celles de
» Vichy. Il y a donc dans ce bassin une
» quantité d'eau minérale considérable. Les
» sondages ont appris que ces différentes
» sources sortent toutes du terrain d'allu-

» vion qui couvre la vallée de l'Allier; ils
» ont été arrêtés à une couche argileuse
» rougeâtre, paraissant régner partout au
» même niveau et divisant le terrain d'allu-
» vion en deux parties. La sonde, après
» avoir traversé cette couche, a en effet
» constamment rapporté des sables analo-
» gues à ceux de la partie supérieure. On
» peut donc considérer le terrain d'alluvion
» situé au-dessous de la couche argileuse
» comme formant une espèce d'éponge qui
» reçoit les eaux minérales de la cheminée
» d'ascension et les transmet à la surface,
» soit par des puits artésiens naturels,
» comme le Puits-Carré, soit par les ouver-
» tures tubulaires qu'on pratique dans sa
» masse au moyen de forages. »

(Extrait d'un rapport inédit adressé en
1852, au Ministre de l'agriculture et du
commerce, par M. Dufrénois, inspecteur
général des mines. — Cité dans presque
toutes les brochures publiées sur Vichy.)

Au point de vue du parti que l'on retire des eaux minérales dans le traitement d'un très grand nombre de maladies, ces eaux peuvent être définies médicalement, avec M. Durand-Fardel :

« *Des eaux naturelles qui sont employées*
» *en thérapeutique en raison de leur com-*
» *position chimique ou de leur tempéra-*
» *ture.* » (*Les eaux minérales,* etc., leçons professées, à l'École pratique.)

Nous ne présenterons point ici une classification même sommaire des eaux minérales. Nous nous bornerons à signaler que celles de Vichy ont leur place marquée au premier rang des *bicarbonatées-sodiques,* ainsi désignées parce que les eaux de cette catégorie contiennent une proportion fortement prédominante de bicarbonate de soude. Ce principe y figure, en effet, pour un chiffre qui varie d'une source à l'autre d'un minimum de 3 grammes 137 à un maximum de 5 grammes 130 par litre. Il est accompagné d'autres bicarbonates alcalins, tels que ceux de *potasse*, de *magnésie*, de *chaux, de strontiane;* cette composition chimique est enfin complétée par la présence en quantité plus ou moins notable des autres agents minéralisateurs ci-après désignés :

Bicarbonate de protoxyde de fer;
—   de magnésie;
Sulfate de potasse;
Phosphate de soude;
Arséniate de soude;
Borate de soude;
Chlorure de sodium;
Silice;
Matière organique et bitumineuse.

Pour le lecteur qui désirerait être renseigné sur le degré de minéralisation relatif à chaque source, nous donnons ci-après un tableau comparatif méthodique et facile à saisir.

1.

PRINCIPES MINÉRALISATEURS	GRANDE GRILLE	PUITS CHOMEL	MESDAMES	SOURCE DU PARC	HÔPITAL	GROTTE des CÉLESTINS	LARDY
Acide carbonique libre........	0.908	0 768	1.908	1.555	1.067	1.299	1.750
Bicarbonate de soude	4.883	5.091	4.016	4.857	5.029	4.101	4.910
— de potasse........	0.352	0.371	0.189	0.292	0.440	0.234	0.5 7
— de magnésie.......	0.303	0.338	0.42	0.213	0.200	0.554	0.238
— de strontiane	0.303	0.003	0.003	0 008	0.005	0.005	0.005
— de chaux.........	0.434	0.427	0.604	0.614	0 55.	0.699	0.7 0
— de protoxyde de fer	0.004	0.004	0.026	0.004	0.004	0 044	0 028
— de protoxyde de manganèse	traces	traces	traces	traces	traces	traces	traces
Sulfate de soude.	0.291	0.49	0.250	0 314	0 291	0.314	0.314
Phosphate de soude.	0.130	0.070	traces	0 140	0.046	traces	0.081
Arséniate de soude.	0.002	0.002	0.003	0 002	0.002	0 003	0.005
Borate de soude.	traces	traces	traces	traces	traces	traces	traces
Chlorure de sodium.	0.534	0.534	0.355	0.550	0.518	0.550	0.534
Silice	0 070	0.070	0.032	0.055	0 050	0.065	0.065
Matière organique bitumineuse..	traces	traces	traces	traces	traces	traces	traces
TOTAUX (pour 1000 grammes d'eau)	7.914	7.959	7.811	8.061	8.222	7.865	9.165

A ne considérer que le caractère physique le plus saillant, la *température,* les eaux de Vichy sont thermales ou athermales (c'est-à-dire chaudes ou froides).

Suivant les sources, cette température varie depuis $12°+0$ jusqu'à plus de $44°+0(1)$.

Voici au surplus, d'après M. Bouquet, l'ordre de thermalité des sources situées à Vichy :

Source des Célestins,	14°3	Source de l'Hôpital,	30°8
— de Me-dames,	16°8	— de la G^{de}-Grille	41°8
— du Parc,	22°5	— Puits-Chomel,	44°
— I ardy,	23°6	— Puits-Carré,	44°7
— Lucas,	29°2		

(1) Selon le degré de température, M. Durand-Fardel divise les eaux minérales en :

Froides	au-dessous de 18°,
Tièdes...............	de 18° à 28°,
Chaudes...............	de 28° à 36°.
Très chaudes	au dessus de 36°.

Les températures les plus élevées se rencontrent à Hamman-mez-Coutin (Constantine). 95°; Chaudesaigues, 81°; Olette, 78°; Ax, 77°. (DURAND-FARDEL, *Les eaux minérales et les maladies chroniques.*)

Le débit en litres par vingt-quatre heures peut être évalué ainsi qu'il suit pour les sources indiquées :

Source de Mesdames............	14,400	litres.
— Lardy.................	7,000	
— de l'Hôpital..........	52,400	
— de la Grande-Grille....	96,200	
— Puits-Carré..........	200,000	

Les sources situées hors de Vichy sont celles de l'Abattoir (Cusset), dont la température est de 12°2 ; — de Saint-Yorre (12°3) ; — de Sainte-Marie (Cusset) (16°8); — de Vaisse (27°); — d'Hauterive (14°8). Les deux sources de cette dernière localité jouissent d'un débit total qui s'élève à près de 54,000 litres en vingt-quatre heures. De toutes les eaux de Vichy, l'eau d'Hauterive est particulièrement conseillée par M. Durand-Fardel pour la consommation à domicile. A ce sujet, nous ferons d'ailleurs remarquer que presque tous les médecins de Vichy s'accordent aujourd'hui pour prescrire à leurs malades les sources froides, de préférence aux sources thermales, toutes les fois qu'il s'agit de continuer ou d'entretenir un traitement à distance de la station. Cela s'explique par la croyance bien naturelle qu'ils ont à toute la puissance d'une eau thermale tant qu'elle offre ses principes à l'*état naissant* et sous une haute température. Ils pensent que, par le refroidissement, la vertu propre en même temps que la composition chimique de cette eau peuvent subir une modification, inconvénient que les sources froides transportées n'éprouveraient en tout cas qu'à un moindre degré. — Deux autres sources froides, que nous avons omis bien involontairement de mentionner, doivent être recommandées au même titre que la source d'Hauterive : ce sont les sources Larbaud aîné et Larbaud Saint-Yorre, exploitées en concurrence avec celles de la Compagnie fermière de l'État, par leurs propriétaires, MM. Larbaud.

II

Les doctrines chimiques. — Leur insuffisance. — Leurs conséquences pratiques.

Etant donnés, d'une part, une eau minérale possédant une composition chimique connue, et, d'autre part, des résultats favorables acquis par l'application de cette eau à des maladies déterminées, il semblerait naturel que l'on dût attendre de la chimie organique et physiologique le secret de l'expérience obtenue.

Que le lecteur se détrompe cependant; car, de toutes les explications fournies pour fonder une théorie rationnelle du mode d'action des eaux de Vichy, les explications chimiques sont les moins avancées, et sont restées jusqu'à ce jour les moins aptes à satisfaire les desiderata nombreux de la thérapeutique thermale.

Cela n'empêche pas assurément la chimie de compter comme science capitale en dehors de la pratique hydro-minérale; cela ne prouve pas non plus que ses analyses soient inexactes, que certaines des raisons qu'elle offre soient de nulle valeur, et qu'enfin on pourrait la supprimer dans l'étude qui nous occupe. Là-même où elle ne suffit pas, la chimie conserve toute son importance, et nous ignorons si l'avenir ne lui réserve pas l'honneur de prononcer en dernier ressort sur les eaux de Vichy. Ce qu'il faut constater ici, c'est son insuffisance actuelle; ce qu'il importe de prévenir, c'est le retour de ces théories chimiques exclusives dont l'histoire de la pratique thermale nous retrace les luttes fougueuses et les conséquences déplorables.

Une école puissante dont un ancien inspecteur des eaux, le docteur Petit, fut le plus ardent champion, s'appuyait uniquement sur une théorie chimique. Elle partait de ce point de vue que, dans les maladies chroniques, l'organisme renfermant des acides en excès, il fallait neutraliser ces acides par leurs antagonistes naturels, les alcalins. Or les eaux de Vichy étant essentiellement alcalines, l'explication de leur action thérapeutique paraissait souverainement rationnelle, et l'école qui la présentait ainsi pouvait se persuader qu'elle avait donné, à Vichy, la dernière note de la science et de l'art.

On ne saurait, en tout cas, refuser à la doctrine des *acides* et des *alcalins* le mérite de la simplicité, simplicité séduisante qui entraîna bien des médecins hors des limites d'une pratique réfléchie.

Comme conséquence pratique, en effet, il ne s'agissait plus que de boire l'eau minérale sans mesure, pour ainsi dire, afin de saturer cette malencontreuse acidité de l'organisme souffrant. Les malades n'étaient que trop disposés d'ailleurs à partager l'enthousiasme de leurs médecins : ils burent à outrance sous l'empire de cette idée fixe, la *saturation;* le litre devint la mesure commune d'évaluation des doses de chaque jour, et Vichy se transforma en un pays de nouveaux *dipsodes,* pour emprunter une expression de notre immortel Rabelais.

On ne sait vraiment par quel effet providentiel toute la génération des buveurs de cette époque ne disparut pas noyée, ou plutôt empoisonnée par des eaux si éminemment actives et consommées avec une telle frénésie.

Une autre doctrine chimique eut aussi ses beaux jours, et si elle ne fut pas plus heureuse que son aînée dans ses explications, on doit l'absoudre bien plus aisément en faveur de son innocuité comme conséquences pratiques. Elle a même mérité cette note excellente d'avoir réprimé les entraînements pour les *fortes doses* préconisées par le docteur Petit et ses disciples.

Cette deuxième doctrine, dont nous ne pouvons nous dispenser de dire quelques mots, repose sur une observation de quelques chimistes qui, ayant mis des alcalis en contact avec du sang tiré de la veine, remarquèrent que les globules de ce sang subissaient une action destructive de la part des alcalis. Il ne leur en fallut pas davantage pour conclure que les eaux alcalines de Vichy possédaient des effets *dissolvants, fluidifiants* capables d'attaquer heureusement certains principes nuisibles de l'économie, mais incompatibles avec une consommation exagérée de ces eaux. Avis était donc donné aux buveurs que les doses élevées conduisaient à l'anémie générale de l'organisme, par suite de l'ap-

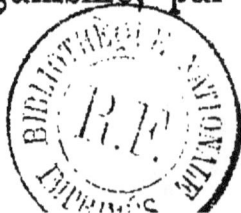

pauvrissement progressif du sang sous leur influence.

Eh bien! une expérience déjà forte a fait justice des théories chimiques que nous venons de présenter.

Le point de départ de la première était manqué, car il n'est pas vrai que toutes les maladies chroniques engendrent un excès d'acides dans l'économie. Quant à la neutralisation de ces acides par les alcalins de l'eau minérale, elle n'est pas, dans le laboratoire humain, chose aussi saisissable qu'on à voulu le croire. A coup sûr, elle ne saurait être que temporaire, le traitement thermal étant lui-même d'une durée limitée.

Pour avoir raison de la théorie de la *dissolution,* il suffit d'observer que les constitutions chlorotiques et anémiques de toute sorte qu'on adresse à Vichy, se trouvent le plus souvent très bien de la fréquentation des sources. Loin de perdre de ses globules, le sang des malades de cette catégorie re-

constitue au contraire des globules nouveaux, en puisant dans l'effet excitant des
eaux une puissance digestive et assimila-
trice qu'il ne possédait pas avant. C'est qu'à
côté des alcalins, et en admettant qu'ils
jouissent en partie des propriétés chimiques
qu'on leur a attribuées, il ne faut pas oublier
la présence des autres principes minéralisateurs, tels que les bicarbonates ferreux,
l'arséniate de soude (1), le chlorure de sodium, etc., dont le rôle reconstituant et
tonique est trop incontestablement établi
pour nier leur action fortifiante, antagoniste
sans doute de l'action dissolvante. Il ne faut
pas oublier surtout que si on détermine,
même avec justesse, l'effet d'un pricipe isolé,
tout autre peut être l'effet résultant de son

(1) Bien que proportionnellement très faible, le chiffre
qui représente ce principe suffit, selon M. Durand-
Fardel, à donner place aux eaux de Vichy parmi les
sources les plus arsénicales.

association avec l'ensemble d'un médicament complexe (1).

_____

(1) Cette étude isolée des effets d'un principe même très prédominant dans des eaux qui en renferment tant d'autres, ne saurait donc suffire à caractériser d'un seul trait leur mode d'action en disant, par exemple, que ces eaux sont *dissolvantes* Toutefois, s'il faut rejeter l'idée d'une action générale de dissolution, ce n'est pas une raison pour nier absolument que les eaux de Vichy n'attaquent pas certains principes; mais comme, parmi ces principes, il en est de nuisibles (ceux par exemple qui concourrent à la formation des graviers du foie et des reins), et, en définitive, comme les résultats thérapeutiques obtenus dans la chlorose et l'anémie (affections n'offrant rien à dissoudre) sont des plus satisfaisants; on doit surtout se créer une opinion d'après les faits, car ceux ci auront toujours le pas sur les hypothèses même les plus vraisemblables. Malgré tout, les fortes doses n'ont pas repris faveur, et les malades continuent à très bien s'en trouver.

C'est particulièrement chez les médecins étrangers à la pratique des eaux de Vichy et de Vals que l'on rencontre cette crainte de l'action dissolvante et, par suite cette réserve dans leurs prescriptions. Il n'est pas aujourd'hui, sur les lieux même des sources, de praticien distingué qui ne s'élève contre cette appré-

Quoi qu'il en soit, la conclusion forcée à laquelle on arrive est celle-ci : la chimie est restée jusqu'à ce jour impuissante dans ses démonstrations, au sujet des effets généraux constatés des eaux de Vichy.

III

Empirisme rationnel des médecins de Vichy. — Divers éléments de de la médication thermale. — Observation physiolo..ique des effets visibles des eaux. — Conclusion scientifique et pratique.

Après avoir refusé d'admettre que les effets et l'efficacité des eaux de Vichy tien-

---

hension mal fondée, bien qu'elle ait été éprouvée par le grand Trousseau lui-même.

L'état qu'on a désigné sous le nom de *cachexie alcaline*, c'est-à dire l'épuisement résultant de l'usage immodéré et prolongé des eaux, ne serait-il pas en grande partie l'expression d'une période d'affaissement succédant à une période de stimulation hydro minérale trop longtemps imposée à l'organisme? Cela, bien entendu, sans préjudice à l'action chimique (ou bien à la fatigue organique que toute médication active entraîne à la suite de l'abus).

nent *exclusivement* à des réactions chimiques plus ou moins saisissables, à quoi attribuerons-nous la part visible en quelque sorte des heureux résultats qui sont, on peut l'affirmer, d'observation plus commune à Vichy que dans toute autre station thermale? Par quelle influence admirable les praticiens de cette reine des villes d'eau obtiennent-ils une aussi forte proportion de succès dans le traitement de maladies, de nature et de siége si divers?

Une réponse complète est impossible dans l'état présent de la thérapeutique hydro-minérale. D'ailleurs, pourvu qu'on les soulage, et surtout qu'on les guérisse, les malades n'en demandent pas si long, et l'empirique qui réussit là où le docte échoue, est assurément le meilleur médecin, si guérir est le but de la médecine :

> Eh ! mon ami, tire-moi de danger;
> Tu feras, après, ta harangue.

Eh bien! les médecins de Vichy, et des

plus savants, ont eu le courage de leur opinion et ont déclaré, en faisant un peu plus ou un peu moins de réserves, qu'ils tiraient parti de leurs sources, guidés bien plus par l'observation et l'expérience de chaque jour, que par l'application raisonnée de leurs études spéciales. Ces études, cependant, ne s'en sont pas moins imposées à eux à leur début dans la pratique, et comme nous nous sommes proposé de présenter, dans ces quelques pages, les idées qui ont cours sur l'explication des effets connus des eaux, voyons, à l'exemple des auteurs, si l'observation physiologique ne remédiera pas, en partie, à l'insuffisance de la chimie.

Nous avons vu que la composition des eaux de Vichy est très complexe, et que cette circonstance suffit déjà à faire de leur usage en boisson, une médication très réellement active. Mais ce qui augmente encore cette activité, c'est une variété d'ap-

plications, consacrée par les résultats obtenus et dont la thérapeutique hydro-minérale
a merveilleusement tiré profit, il faut le re-
connaître. Les bains, les douches, par
exemple, sont souvent indiqués d'une façon
si urgente que, réduit au seul usage en
boisson, le traitement serait très incomplet
dans le plus grand nombre de cas. — Il
arrive même parfois que l'unique application possible des eaux à certains malades,
se borne à l'emploi des bains.

Puisque nous voulons chercher à nous
rendre compte physiologiquement des
effets généraux appréciables des eaux de
Vichy, analysons rapidement la part qui
revient à chacun des éléments de la médication.

1° *Usage interne.* — Par le régime de
l'eau prise en boisson, les fonctions diges-
tives, c'est-à-dire les fonctions primordiales
de la nutrition, paraissent les premières in-

fluencées. Leur activité s'accroît et s'accompagne d'une *stimulation* tempérée, ressentie par l'organisme tout entier. Il n'est pas douteux que l'augmentation de l'appétit, la ranimation des forces, la coloration du teint qu'on observe alors (souvent dès les premiers jours du traitement), ne soient le résultat de la stimulation signalée, jointe à un développement plus grand du pouvoir d'assimilation nutritive.

Les digestions se trouvent *régularisées*, pour employer l'expression usitée, et déjà par ce fait seul, on peut expliquer l'efficacité des eaux, non seulement dans le traitement de tous les troubles digestifs (non organiques) (1), mais encore dans les affections dites générales se rattachant à un vice constitutionnel, héréditaire souvent (comme

_____

(1) C'est-à-dire ne tenant pas à une altération matérielle profonde des organes digestifs.

la goutte, la gravelle, etc.), et dérivant d'une rupture d'équilibre entre l'assimilation et la désassimilation (d'où production en excès de certains principes tels que acide urique, urates ; gravelle du foie, diabète). Dans ces derniers cas, le rôle chimique des eaux, quoique insuffisamment démontré, doit être pris, cependant, en sérieuse considération.

2° *Bains*. — Le docteur Lavigerie, enlevé depuis peu d'années à la science et à la pratique de Vichy, nous a semblé insister heureusement sur les effets des bains alcalins. Nous ne croyons pouvoir mieux faire pour démontrer leur action, que d'emprunter à son *Guide* quelques passages des moins techniques.

« La peau est recouverte d'une sorte de
» vernis constitué par le résidu salin et gras
» de la sueur, par les matières grasses pro-
» venant des glandes sébacées, par les

» lamelles épithéliales, produit de la des-
» quammation incessante de l'épiderme.
» Ce vernis apporte un obstacle réel aux
» fonctions dévolues à la peau.

. . . .

» Pour remédier à cet état de choses,
» l'hygiène recommande l'usage fréquent
» des grands bains qui dissolvent en partie
» les sels de la sueur et entraînent méca-
» niquement quelques débris d'épithélium,
» mais n'exercent sur les matières grasses
» aucune action. Les bains de Vichy, au
» contraire, qui même à demi-minéralisés
» renferment encore 500 grammes de bi-
» carbonate de soude, ont le pouvoir de
» dissoudre les cellules épithéliales privées
» de vie, et de saponifier les matières
» grasses qui deviennent par là-même so-
» lubles. La température de 32 à 34 de-
» degrès centigrades favorise encore cette
» action, qui est d'autant plus vive qu'elle
» s'exerce sur des produits rejetés de l'or-

» ganisme. La peau, débarrassée des ma-
» tériaux qui l'encombraient et fermaient
» ses pores, doit forcément fonctionner
» avec plus d'activité ; . . . .
» mais cette action purement chimique du
» bain de Vichy n'est pas la seule. Il pro-
» duit sur toute la surface cutanée une
» excitation manifeste. . . . .
» A cette stimulation momentanée succède
» une action tonique manifeste : le corps,
» loin d'être affaibli comme par un bain
» d'eau douce, se sent, au contraire, for-
» tifié comme par un bain de mer. Aussi
» les malades peuvent-ils faire sans fatigue
» des promenades qu'ils n'auraient pas
» songé à entreprendre antérieurement.
» Et cette vigueur, cette activité ne fait
» que croître par l'usage continu des bains
» de Vichy, contraste frappant avec la dé-
» bilitation de plus en plus marquée que
» produit l'usage des bains d'eau douce. »

Douches. — Les effets des douches, à l'égal de ceux des bains, sont stimulants, toniques, mais surtout révulsifs. Leur action, quoique localisée sur le point de l'organisme qui en reçoit l'application, peut engendrer des troubles généraux graves dans les cas d'une administration mal dirigée ou intempestive, à cause de l'énergie très puissante de cette médication.

Comme nous avons pu le remarquer, ces divers modes d'administration des eaux : boisson, bains, douches, concourrent à produire, sur des points divers, une action identique de *stimulation*, stimulation à la fois générale et locale (selon les organes le plus directement influencés).

Pour apprécier le rôle thérapeutique des effets que nous n'avons fait qu'indiquer, il faudrait les étudier dans leur application à chacune des nombreuses affections qui se traitent à Vichy. Il y aurait là matière à

2.

toute une thèse que le cadre de cette notice est loin de comporter.

Ce que nous tenions à établir, c'est (sans préjudice aux données chimiques) l'importance des explications physiologiques qui se rattachent à la *stimulation hydro-minérale,* c'est-à-dire au résultat commun de tous les éléments de médication mis en œuvre. Ces explications nous ont paru jusqu'à ce jour, n'en déplaise aux chimistes, plus heureuses que les théories de la neutralisation et de la dissolution.

Nous croyons donc, pour conclure, que le sage doit admettre éclectiquement, au sujet des eaux de Vichy :

1° Des résultats incontestables prouvant des effets stimulants, toniques, de réparation et de régularisation nutritives, dont l'application est généralement indiquée dans tous les cas ordinaires qui relèvent de Vichy. Cette application réclame une direc-

tion expérimentée et une surveillance assi-
due, tant à cause de l'activité de la médication, que des effets particuliers auxquels
elle peut donner lieu à l'égard de certains
sujets ou de certains organes (1).

2° Des actions chimiques plus ou moins
saisissables, plus ou moins hypothétiques

---

(1) Ces effets particuliers se distinguent des effets
généraux des eaux de Vichy, en ce qu'ils se produisent
dans des circonstances spéciales, tenant soit au tempé-
rament, soit au degré ou à la nature un peu particu-
lière de la maladie des personnes en traitement. Ainsi,
pour ne citer qu'un exemple, chez les sujets *névro-
pathes* (c'est-à-dire possédant un système nerveux très
impressionnable et très excitable), la stimulation hydro-
minérale éveille ou réveille des symptômes douloureux
ou des perturbations fonctionnelles qui rendent la
tâche du médecin singulièrement diffici'e.

Des effets particuliers peuvent aussi résulter, pour
certains malades, de l'usage de quelques sources : l'eau
des Célestins occasionnera, par exemple, des phéno-
mènes de congestion cérébrale chez l'un, une vive irri-
tation des voies urinaires chez l'autre; l'eau de l'Hô-
pital sera d'une digestion impossible chez tel autre, etc.

par conséquent, actions qui semblent assez bien déterminées dans certaines altérations constitutionnelles du sang, mais qu'un état plus avancé de la science viendra quelque jour, peut-être, préciser avec évidence.

3° Admettre enfin, au point de vue pratique, dans l'intérêt des malades, et sans souci des doctrines, que l'institution du traitement hydro-minéral doit reposer, avant tout, sur l'expérience acquise, c'est-à-dire sur les *faits cliniques* (1) dont le contrôle suprême s'impose à ceux-là même qui voudraient les plier à leurs théories.

Nous souhaitons que ces conclusions pénètrent fortement le malade de la difficulté insurmontable qu'il éprouverait à diriger lui-même une médication à la fois complexe, active, pleine d'écueils dans beaucoup de

(1) C'est-à-dire les faits qui résultent de l'observation pratique et suivie des malades.

cas particuliers, médication sur laquelle, en outre, la science n'a pas dit son dernier mot, et dont l'application la plus rationnelle n'a de *criterium* que dans l'expérience toute spéciale des médecins de Vichy.

TABLEAU

Des Maladies traitées à Vichy

(Emprunté à l'excellent et très pratique ouvrage du Dr Durand (de Lunel), *Des Indications et des Contre-Indications des Eaux de Vichy.*)

AFFECTIONS DU TUBE DIGESTIF.	Dyspepsies gastriques à nombreuses variétés : phlegmasique, névralgique, vomitante, pituiteuse, acescente, flatulente, vertigineuse, dyspnéïque, syncopale, atonique, mixte, etc. Dyspepsies intestinales et gastro-intestinales à plusieurs variétés : phlegmasique, sub-aiguë, névralgique, flatulente, constipante, diarrhéïque, dysentérique, atonique, mixte, etc. Gastralgies par crises. Entéralgies et gastro-entéralgies par crises
AFFECTIONS DES ANNEXES DU TUBE DIGESTIF.	Hépatite chronique, engorgement du foie. Coliques hépatiques, calculs biliaires. Splénite chronique, engorgement de la rate. Engorgement des viscères abdominaux, avec ou sans cachexie paludéenne. Tumeurs abdominales diverses. Ascite consécutive légère.
AFFECTIONS DE L'APPAREIL GÉNITO-URINAIRE.	Néphrite chronique. Gravelles diverses (surtout l'urique). Coliques néphrétiques. Cystite chronique. catarrhe vésical. Incontinence d'urines. Prostatite chronique. Diabète sucré. Polyurie. Albuminurie. Ovarite chronique, engorgement des ovaires. Métrite chronique, engorgement de l'utérus, avec ou sans déviation. Leucor.hœe. Aménorrhée. } Traitement carbo-sodique ferrugineux. Dysménorrhée. Stérilité.

| AFFECTIONS DE L'APPAREIL LOCOMOTEUR. | { Rhumatisme articulaire chronique. Goutte par accès, goutte noueuse. Rhumatisme goutteux. |

AFFECTIONS DIVERSES.
Anémie, chlorose. { Traitement par les eaux carbo-sodi-ques ferrugineuses.
Obésité.
Scrofules.
Phlébite chronique.
Induration du tissu cellulaire.
Quelques dermatoses sèches.
Quelques névropathies symptomatiques.

Nous ne définissons pas chacune de ces nombreuses affections, chaque malade se trouvant fixé, en ce qui le concerne, par son médecin. Nous ferons seulement remarquer au lecteur que ce tableau ne contient que des maladies intéressant les organes situés au-dessous du diaphragme, c'est-à-dire sous cette cloison musculeuse qui sépare la cavité du ventre (cavité abdominale) de la cavité de la poitrine (cavité pectorale ou thoracique). Sauf quelques exceptions à faire pour le système musculaire, veineux, cutané (de la peau), etc., et pour certains états morbides du sang (chlorose, anémie), tous les organes souffrants relevant de la thérapeutique de Vichy sont donc : 1° les organes digestifs (estomac, intestins) et leurs annexes (foie, rate, etc.); 2° les organes génito-urinaire (reins, vessie, prostate, ovaires, matrice, etc.).

On a dit avec raison d'une manière générale que les eaux de Vichy étaient contraires aux organes situés au-dessus du diaphragme, c'est-à-dire dans la cavité pectorale (cœur, poumon, bronches).

Toute affection organique, nerveuse, inflammatoire de ces derniers, ne pourrait en effet qu'empirer sous l'influence de l'excitation hydro-minérale dont nous avons signalé la précieuse ressource dans tant d'autres cas.

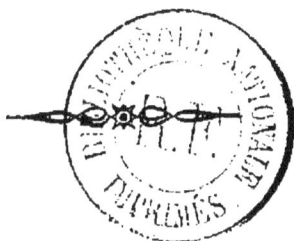

Limoges, imp. Vᵉ H. Ducourtieux, rue des Arènes, 5.

SOURCE LARBAUD AINÉ

La Source LARBAUD, d'une température de 15 degrés, d'une riche minéralisation est, avec les Sources des Célestins, d'Hauterive et Saint-Yorre, une des plus appropriées à l'usage des eaux de Vichy transportées.

Boulevard des Célestins

A VICHY.

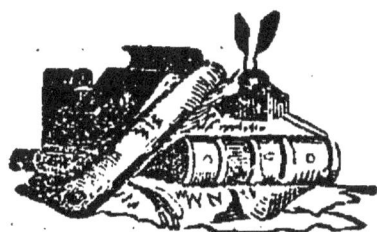

www.ingramcontent.com/pod-product-compliance
Lightning Source LLC
Chambersburg PA
CBHW070750220326
41520CB00053B/3806